AF176406

Macht uns A1-Milch krank?

GÜNTER SEIBOLD

Macht uns A1-Milch krank?

Warum A2-Milch für unsere Gesundheit
vermutlich besser ist

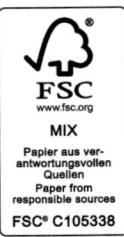

Bibliografische Information der Deutschen Nationalbibliothek:

Die Deutsche Nationalbibliothek verzeichnet diese Publikation
in der Deutschen Nationalbibliografie; detaillierte bibliografische
Daten sind im Internet über http://dnb.dnb.de abrufbar.

Satz, Umschlaggestaltung, Herstellung und Verlag:
BoD - Books on Demand, Norderstedt

ISBN: 978-3-7519-3207-3

Inhalt

Einleitung

Sehr geehrte Leserschaft,
möglicherweise haben Sie noch nie etwas zum Thema
A1- bzw. A2-Milch gehört. Milch ist doch gleich Milch.
Und dennoch lohnt sich die Beschäftigung mit diesem
Thema. Denn hier könnte ein einfacher Wechsel eines
mehr oder weniger täglich genossenen Lebensmittels
über Gesundheit und Krankheit entscheiden. Kein Ver-
zicht, kein mühevoller Wechsel von Gewohnheiten, keine
Änderung Ihrer Vorlieben und Abneigungen, lediglich
ein Austausch, den Ihre Geschmacksnerven mit hoher
Wahrscheinlichkeit gar nicht bemerken. Das können Sie
sich nicht vorstellen?

So ging es den Menschen in Neuseeland Anfang des
neuen Jahrtausends auch. Als die ersten Landwirte ihre
Rinder auf die Produktion von A2-Milch umstellten,
mussten sie mit erheblichen Widerständen aus den eigenen
Reihen kämpfen, ebenso mit Behörden und Vorurteilen
von Verbrauchern. Als das Offensichtliche nicht mehr
zu leugnen war, schwenkten Politik und Behörden um
180 Grad, und heute ist das kleine Neuseeland der welt-
weit führende Exporteur für A2-Milch. Ein Großteil der
Produktion wird von China aufgekauft. Auf die Gründe
kommen wir später noch. Für uns sind die gesundheitlichen Auswirkungen der Umstellung auf Rinderrassen,
die A2-Milch produzieren, noch viel interessanter.

Rückgang der Neuerkrankungen von Diabetes mellitus Typ I um 90 %? Rückgang der Häufigkeit verstopfter Herzkranzgefäße mit Rückgang der Sterblichkeit am Herzinfarkt? Weniger Kinder mit Autismus und Lernstörungen? Weniger Schizophrenie- und Demenzkranke? Weniger Parkinsonkranke und weniger Menschen mit multipler Sklerose? Weniger Patienten mit Morbus Crohn und Colitis ulcerosa? Ein Rückgang bezüglich der Neuerkrankungen an Krebs?

Was wie ein Märchen aus dem Bereich von Mythen und Fabeln klingt, war in den vergangenen 20 Jahren Gegenstand intensiver Forschungen. Und mit der Erforschung verdichten sich die Hinweise, dass es sich hier um kein Märchen, sondern um Tatsachen handeln könnte. Vielleicht könnten auch Sie und Ihre Angehörigen von einer Umstellung auf A2-Milch bei Ihrem Konsum von Milchprodukten profitieren? Sehen wir uns die Fakten zum Thema Milch und den aktuellen Stand der Forschungen etwas genauer an.

Was macht uns krank?

Komponenten der Krankheit

Es gibt bei vermutlich keiner einzigen Krankheit den einen Auslöser. In der Regel wirken wohl immer eine Vielzahl von Auslösern zu unseren Ungunsten zusammen.

Zum Ersten wären da genetische und epigenetische Einflüsse. Bei unserer Zeugung werden uns eine Vielzahl von Faktoren, die über Gesundheit und Krankheit entscheiden, mit in die Wiege gelegt. Diese können wir nicht verändern. Manche von uns sind mit vorprogrammierter Gesundheit trotz eines ungesunden Lebensstils gesegnet, andere bekommen zahlreiche Schwachstellen vererbt mit der Neigung zu zahlreichen Krankheiten. Aktuelle Forschungen weisen darauf hin, dass sogar die Stressbelastungen unserer Vorfahren mit vererbt werden können. Das sollte insbesondere die Nachkriegsgeneration interessieren. In der Regel machen uns unsere Gene aber erst im Zusammenspiel mit anderen Faktoren krank.

Als zweiter Faktor kommen psychologische Faktoren ins Spiel, wie zum Beispiel die Folgen traumatischer Erlebnisse oder die Folgen von chronischem Stress. Nach aktuellen Studien ist chronischer Stress ein größerer Risikofaktor für die Entwicklung von und die Sterblichkeit an Herz-Kreislauf-Erkrankungen als die bekannten Risikofaktoren Bluthochdruck, Diabetes mellitus Typ II und Rauchen zusammen. Dumm nur, dass die Pharmaindustrie mit diesem Risikofaktor kein Geld verdienen kann.

Als dritter Faktor kommen Infektionen ins Spiel. Vor allem chronische Infektionen. Und glauben Sie nur nicht, dass das in Deutschland kein Thema ist. Forschungen belegen hier genau das Gegenteil.

Als vierter Faktor sind chronische Entzündungsprozesse zu erwähnen. Diese kommen auf vielfältigen Wegen zu Stande. Zu diesem Thema gibt es viel gute Literatur auch in deutscher Sprache.

Als Fünftes müssen wir Störungen unserer Mitbewohner im Darm, unser sogenanntes Mikrobiom erwähnen. Die richtige Zusammensetzung unserer mikrobiellen Mitbewohner spielt eine entscheidende Rolle beim Thema Gesundheit und Krankheit, wie wir heute wissen.

Als sechster Faktor rächt sich die Natur für unseren Umgang mit ihr. Toxische Belastungen, wie z. B. Arsen, Aluminium, Blei und Cadmium, tragen zur Entstehung vieler Krankheiten bei. Oder das Glyphosat, mit dem unsere Äcker verseucht werden. Bei 80 % von uns lässt es sich mittlerweile im Urin nachweisen, Auch zu diesem Thema gibt es hervorragende Veröffentlichungen.

Als siebter Faktor trägt Mikroplastik zur Entstehung von Krankheiten bei. Bei fast jedem Menschen in Deutschland lässt sich mittlerweile Mikroplastik im Blut nachweisen. Jeder von uns nimmt im Durchschnitt pro Jahr 260 Gramm Mikroplastik auf. Wir wissen bis heute nicht sicher, was dieses Mikroplastik in unserem Körper anstellt. Eines ist sicher: Es wird unsere Gesundheit nicht fördern.

Als achter Faktor sind physikalische Belastungen zu nennen. Ob es sich hierbei um unnatürliche elektromagnetische Felder handelt oder um radioaktive Belastung, gut tut es uns in unserem Bemühen, gesund zu bleiben, wohl eher nicht.

Als neunter und letzter Faktor ist unsere Ernährung zu nennen. Hier können sowohl Mängel an Nährstoffen, Vitaminen und Mineralien als auch ein zu viel an Nährstoffen Probleme auslösen, ebenso wie das für unsere individuelle Stoffwechsellage falsche Lebensmittel. Nahrungsmittel, die nicht vertragen werden, sind heutzutage ein häufiges, und von Ärzten leider häufig zu Unrecht belächeltes, Phänomen. Und hier nähern wir uns dann wieder unserem Thema A1-Milch und A2-Milch im weiteren Verlauf wieder an. Behalten Sie aber an dieser Stelle bitte im Hinterkopf, dass uns Milch alleine in der Regel nicht krank macht, sondern das Zusammenspiel mehrerer an der Krankheitsentstehung beteiligter Faktoren.

Positive Wirkungen von Milchprodukten

Hier nur eine sehr kurz gehaltene Zusammenfassung über bereits bekannte positive Wirkungen von konsumierten Milchprodukten im menschlichen Körper unabhängig von unserem Thema A1- und A2-Milch. Diese kleine Auflistung ist keinesfalls vollständig und soll die Thematik nur exemplarisch darstellen.

Schutz gegen Viren und Bakterien

Mitwirkung bei der Blutgerinnung

Energielieferung

Verbesserung der körperlichen Leistung

Senkung des Blutdrucks

Förderung von Entspannung und Schlaf

Kariesprophylaxe

Mithilfe bei der Aufnahme von Mineralien

Negative Wirkungen von Milch

Laktoseintoleranz

Je nach Veröffentlichung wird die Häufigkeit dieser Störung im deutschsprachigen Raum mit 5 bis 15 % angegeben. Ursache dieser Störung ist der Mangel eines Eiweißstoffs in unserem Körper, Enzym genannt, welcher den Milchzucker im Darm abbaut und sachgerecht verstoffwechselt, die sogenannte Laktase. Die Störung tritt in der Regel erst nach dem Abstillen auf, wenn Milch zugefüttert wird. Die Symptome dieser Störung entstehen durch die ausbleibende Spaltung des Milchzuckers in die beiden einzelnen Zuckerkomponenten. Durch die pathologische Verstoffwechselung entstehen im Darm neben Laktat (Milchsäure) auch Methan und Wasserstoff. Laktat führt hierbei zu Symptomen wie Durchfall, Akne, Schlafstörungen und schlechter Konzentration. Durch Methan und Wasserstoff kommt es zu Blähungen und Bauchkrämpfen, Müdigkeit, Gliederschmerzen, Kopfschmerzen, Schwindel und depressiven Syndromen.

Negative Wirkungen von Milch

Kuhmilchallergie

2 bis 3 Prozent der Säuglinge und Kleinkinder entwickeln nach dem Abstillen eine richtige Kuhmilchallergie. Hierbei handelt es sich um eine komplett andere Art der Krankheitsentstehung als bei der Laktoseintoleranz. Intoleranzen und Allergien können den gleichen oder ähnliche Auslöser haben, sind aber in ihrer Pathologie, also dem krankhaften Weg der Entstehung, komplett unterschiedlich. Diese Begriffe müssen streng getrennt werden, eine Vermengung wäre unseriös.

Während bei der Laktoseintoleranz ein Laktasemangel die Verstoffwechselung des Milchzuckers verhindert, liegt bei der Kuhmilchallergie eine allergische Reaktion auf das Milcheiweiß vor. Das Immunsystem stuft dieses Milcheiweiß als artfremd ein und leitet Abwehrreaktionen zur Beseitigung dieses »Feindes« ein. Die hierbei entstehenden Symptome umfassen Nesselsucht und Hautrötungen mit Juckreiz, Unruhe, Übelkeit und Erbrechen, Bauchschmerzen, Durchfall und Müdigkeit (Müdigkeit tritt übrigens als Symptom bei 50 % der Allergien auf!).

Beim Auftreten einer Allergie gegen Milcheiweiß besteht die Therapie der Wahl üblicherweise in Karenz, also der

14

Vermeidung des Konsums dieses Produkts. Eine Desensibilisierung, wie z. B. bei Heuschnupfen mit Allergie gegen bestimmte Pflanzen, ist bei Milcheiweißallergie bisher nicht möglich.

Evolution der Rinderrassen

Unter den Eiweißbausteinen, welche sich in der Milch finden, ist eine Hauptkomponente das sogenannte Betacasein. Dieses Eiweiß besteht aus insgesamt 209 Aminosäuren. Aminosäuren sind die Bauteile, aus denen Eiweiße zusammengesetzt sind. Beim Menschen kommen circa 20 dieser Aminosäuren vor. Über die Eigenschaften der aus diesen Aminosäuren zusammengesetzten Eiweiße in unserem Körper entscheidet deren Gesamtzahl, Zusammensetzung und Reihenfolge.

Soweit die Wissenschaft nach dem Stand der aktuellen Kenntnis weiß, produzierten die ursprünglichen früheren Rinderrassen bis vor ungefähr 7.000 Jahren ein Betacasein, welches in der heutigen Wissenschaft als Betacasein A2 bezeichnet wird. In der Umgangssprache bezeichnet man die Milch dieser Rinderrassen als A2-Milch.

Dann kam es zu einer spontanen, zufälligen Änderung im Erbgut dieser Rinder mit der Folge, dass es zu einem Austausch einer einzigen Aminosäure an Position 67 dieser gesamten Kette aus 209 Aminosäuren kam. Bei Rindern, die A2-Milch geben, steht an Position 67 eine Aminosäure namens Prolin. Die Mutation führte hier zu einem Austausch gegen eine Aminosäure, die Histidin heißt. Einen solchen Austausch nennen Genetiker eine Punktmutation. Mit einer solchen Punktmutation an nur einer Stelle der ganzen Kette können sich die Eigenschaften des Produkts komplett ändern. Genau dies passiert mit der A2-Milch. Mittlerweile kennt man ungefähr 15 dieser Punktmutationen des Betacaseins, der Einfachheit halber fasst man diese bezüglich der funktionellen Folgen neben der A2-Milch unter dem Begriff A1-Milch zusammen.

Ohne in biochemische Details einsteigen zu wollen, eine kurze Darstellung, was beim Austausch von Prolin an Position 67 des Betacaseins gegen Histidin passiert. Funktionell bedeutet Prolin an dieser Stelle, also die ursprüngliche Variante, Stabilität der gesamten Kette. Will sagen, ein A2-Betacasein hat gute Chancen, im Magen-Darm-Kanal als Kette im Ganzen bis zur endgültigen Verstoffwechselung vorantransportiert zu werden, ohne zu früh gespalten zu werden.

Histidin an Position 67, also sogenanntes Betacasein A1, begünstigt einen Abbruch der Kette an dieser Stelle, es macht dieses Eiweiß also mechanisch instabil und anfällig gegen Abbau. Dieser vorzeitige Abbau beim Transport durch den Magen-Darm-Kanal ist genau die Schwachstelle, welche die Entstehung von Krankheiten begünstigen kann.

Und bitte bedenken Sie, dass wir alle mit »Steinzeitgenen« herumlaufen. Unser Erbgut hatte keinerlei Zeit, sich an die dramatischen Veränderungen unserer Lebensverhältnisse in den letzten 150 Jahren der Industrialisierung anzupassen. Wir sollen im modernen Alltag möglichst perfekt mit einer viele tausende Jahre alten genetischen Programmierung zurechtkommen. Wie wir alle wissen, funktioniert das nur bedingt. Und wir müssen vermuten, dass die genetische Grundlage unseres Stoffwechsels auf die ursprüngliche Variante des Betacaseins A2 mit der Aminosäure Prolin an Position 67 angepasst ist, womit wir mitten im Thema sind.

Verstoffwechselung von Betacasein

Zur Erinnerung: Kühe, die A1-Milch produzieren, liefern ein Betacasein mit der Aminosäure Histidin an Position 67 der Kette, Kühe, die A2-Milch produzieren, liefern ein Betacasein mit Prolin an Position 67, was der ursprünglichen Variante vor der beschriebenen Punktmutation entspricht. Das Betacasein A2 ist durch sein Prolin an Position 67 sehr stabil, wohingegen das Betacasein A1 durch sein Histidin an Position 67 anfällig für eine Spaltung an dieser Stelle ist.

Beim Betacasein A1 wird das gesamte Eiweißmolekül im oberen Dünndarm an dieser Position 67 (Histidin) durch seine molekulare Instabilität gespalten. Hierbei wird ein Teilstück, welches man Fragment nennt, abgespalten. Dieses abgespaltene Fragment umfasst insgesamt 7 Aminosäuren, deren Inhalt und Reihenfolge den ursprünglichen Positionen 60 bis 66 aus der Gesamtkette entspricht. Ein solches Fragment aus 7 Aminosäuren heißt in der Fachsprache nicht mehr Eiweiß, sondern Peptid.

Und dieses besondere Peptid hat auch einen Namen, den wir uns für das weitere Verständnis gut merken sollten: Betacaseomorphin 7, kurz BCM 7 genannt.

Erwähnenswert ist noch eine kleine Schwester des BCM 7, das Betacaseomorphin 5, kurz BCM 5. Letzteres besteht aus den 5 Aminosäuren, die sich vor der Spaltung an Position 60 bis 64 des Betacaseins befanden. Übrigens: die kleine Schwester BCM führt sich in unserem Körper teilweise noch schlimmer auf als die große Schwerster BCM 7. Und wie Sie noch lesen werden, ist bereits das BCM 7 als Hauptdarsteller der gesundheitlichen Tragödie übel genug.

Von den 7 Aminosäuren von BCM 7 sind die letzten 4 Aminosäuren für die gesundheitlich nachteiligen Wirkungen ganz entscheidend. Für die Neugierigen unter Ihnen: Die Reihenfolge lautet, aufgezählt von Position 63 voranschreitend zu Position 66: Prolin → Glycin → Prolin → Isoleucin.

Wirkungen von BCM 7

Aus vergleichenden Untersuchungen unterschiedlicher Länder mit unterschiedlichen Lebensgewohnheiten lässt sich oft ein Zusammenhang zwischen Ernährung und dem Auftreten von Krankheiten erkennen. Diese Krankheitshäufigkeiten werden von Epidemiologen mathematisch sauber erfasst und gerne benutzt, um Zusammenhänge nicht nur zu entdecken, sondern daraus mögliche Behandlungskonsequenzen abzuleiten. Auf neudeutsch würde man diese aus den gewonnenen Erkenntnissen abgeleiteten Handlungsanleitungen als Beeinflussung des »life-style-managements« bezeichnen.

Epidemiologisch gibt es starke Hinweise für die Verbindung der Konsummenge von A1-Milch mit der Häufigkeit des Auftretens von Diabetes mellitus Typ I, Herzkranzgefäßkrankheiten, Arteriosklerose, Morbus Crohn, Colitis ulcerosa, plötzlichem Kindstod, multipler Sklerose, Morbus Parkinson, Autismus und Schizophrenie.

Aber wie kann das aus dem Betacasein der A1-Milch freigesetzte BCM 7 die Entstehung dieser Krankheiten begünstigen?

Die beiden Spaltprodukte des A1-Milch-Betacaseins BCM 5 und BCM 7 sind biologisch hochgradig aktive Peptidverbindungen. Eine der Hauptwirkungen ist das gezielte Ansteuern von sogenannten Opioidrezeptoren auf den Zellen, welche in verschiedenen Geweben und Organen zu finden sind, beispielsweise im Gehirn oder auf der Darmschleimhaut. Beide starten mit der Aminosäure Tyrosin, gefolgt von der Aminosäure Prolin. Diese beiden Aminosäuren in genau dieser Reihenfolge sind die entscheidende Voraussetzung, um an diesen speziellen Rezeptoren anzudocken und den Stoffwechsel der jeweiligen Zelle spezifisch beeinflussen zu können. BCM 7 wirkt dort 10-mal stärker als Morphium!

Durch die nach dem Andocken an den Zellrezeptoren (stellen Sie sich diese Rezeptoren wie biochemische Antennen auf der Zelloberfläche mit der Möglichkeit zum Andocken für die Signalstoffe vor) ausgelösten Schaltkreise von Signalstoffen im Inneren der Zelle kommt es zu einer Veränderung der in den Genen vorprogrammierten Zellleistung und somit zu einer Neuausrichtung der gesamten Zellaktivität.

An der Bauchspeicheldrüse löst BCM 7 zum Beispiel Autoimmunprozesse aus. Hierdurch werden die sogenannten Betazellen des Pankreas zerstört. Da diese Betazellen Insulin produzieren, entsteht durch den Ausfall der Insulinproduktion eine Krankheit, die Diabetes mellitus Typ I genannt wird. Die Krankheit tritt auf, wenn ungefähr 80 bis 85 % der Betazellen zerstört sind.

Auch an vielen anderen Geweben und Organen (siehe die oben aufgelisteten Krankheiten) wird die Entstehung chronischer Krankheiten durch dieses Andockmanöver des BCM 7 an Rezeptoren begünstigt.

Nochmals zur Erinnerung: BCM 7 ist wohl nicht der einzige Faktor, der zur Entstehung dieser Krankheiten führt, sondern trägt im Zusammenwirken mit anderen krankheitsbegünstigenden Faktoren, wie z. B. die erbliche Veranlagung oder Entzündungen, zu deren Entstehung und Auslösung bei. Die wenigsten chronischen Erkrankungen sind durch nur eine einzige Ursache hervorgerufen. Dieser Umstand erschwert natürlich die erfolgreiche Behandlung von chronischen Erkrankungen.

Das BCM 7-Fragment des Betacaseins wird in der Regel im oberen Dünndarm an der geschilderten Position 67 abgebrochen und passiert mühelos die Darmwand. Den Ort dieses quasi ungehinderten Durchtritts nennen die Fachleute Caco-2-monolayer (nur zur Information für Interessierte). Bei kleinen Kindern bis 6 Monaten ist die Darmwand noch unfertig, was eine nicht existierende Barriere für BCM 7 darstellt. Ein Enzym in der bindegewebigen Aufhängung des Dünndarms, genannt Mesenterium, zerbricht dieses Fragment in noch kleinere Fragmente, eben z. B. das bereits genannte BCM 5, und verhilft diesem zu einem noch leichteren Durchtritt mit Betreten der Blutbahn, wo unser Immunsystem auf den Fremdling trifft. Das Enzym wird DPP4 genannt (Dipeptidylpeptidase 4).

Einmal ungehindert im Blut gelangt das BCM 7 mit dem Blutstrom in den gesamten Körper und damit in alle Organe. Selbst die Barriere zwischen Blutbahn und Gehirn, die sogenannte Blut-Hirn-Schranke, kann völlig ungehindert durchschritten werden. Und in verschiedenen Abschnitten des Gehirns gibt es ganz viele Opioidrezeptoren! Und einmal an diesen Opioidrezeptoren im Gehirn angedockt, kann BCM 7 hier seinen Beitrag zu vielen neurologischen und psychiatrischen Störungen leisten, wie Sie noch in späteren Abschnitten lesen werden.

BCM 7 und Diabetes mellitus Typ I

Aus den bereits erwähnten epidemiologischen Studien lassen sich schon viele Jahre Hinweise für eine Verbindung von der konsumierten Menge von A1-Milch mit der Häufigkeit des Auftretens von Diabetes mellitus Typ I erkennen. Forschungen in den letzten 20 Jahren konnten mögliche biochemische Stoffwechselwege in der experimentellen Grundlagenforschung darstellen, die ein mögliches Erklärungsmodell für diese beobachteten Zusammenhänge liefern.

Im Ergebnis verdichten sich die Hinweise, dass ein hoher Konsum von A1-Milch die Inzidenz (= Häufigkeit des Auftretens einer Erkrankung in einer konkreten Bevölkerung) von Diabetes mellitus Typ I erhöht, dagegen der hohe Konsum von A2-Milch mit einer erheblich geringeren Inzidenz dieser Krankheit einhergeht. Im Blut von Kindern mit dieser Krankheit lassen sich beispielsweise viele Antikörper gegen A1-Milch nachweisen, was zur autoimmunen Entstehung passt.

Die wissenschaftliche Basisforschung brachte ein besonders interessantes Detail bezüglich der zu vermutenden Krankheitsentstehung ans Tageslicht. Die letzten 4 Aminosäuren der insgesamt 7 Aminosäuren des BCM 7 Peptids sind komplett identisch mit der Reihenfolge der Aminosäuren auf dem entgegenragenden Rezeptor an der Oberfläche der Betazellen, dem Glukosetransportermolekül GLUT 2 auf der Oberfläche der Betazellen des Pankreas. Es sieht so aus, als würden bestimmte weiße Blutzellen aus der Gruppe der Lymphozyten ihr Angriffsziel verwechseln und statt das BCM 7 zu attackieren, wegen der molekularen Ähnlichkeit die Betazellen der Bauchspeicheldrüse angreifen und zerstören. Und das Schicksal des Patienten ist besiegelt, wenn 80 bis 85 % dieser Betazellen zerstört sind. Die betroffene Bauchspeicheldrüse kann dann kein Insulin mehr produzieren, der Blutzuckerspiegel steigt unaufhörlich an und löst somit die klassischen Symptome der Erkrankung aus. Eine Heilung dieser Krankheit existiert bis heute nicht!

Nach Veröffentlichungen aus dem neuseeländischen Gesundheitswesen sei die Inzidenz dieser Krankheit bei Kindern mit Umstellung auf Produktion von A2-Milch um 90 % zurückgegangen!

Korrelationen

Jetzt bleibt uns ein Ausflug in die Welt der Statistik leider nicht erspart, um den aktuellen Stand der Wissenschaft im Hinblick auf die vermutlich krank machenden Wirkungen von A1-Milch richtig einordnen zu können.

In der Statistik sind 2 Begriffe voneinander zu unterscheiden, die bei Manipulationen mit Zahlen gerne vorsätzlich durcheinandergewürfelt werden: Korrelation und Kausalität.

Korrelation bedeutet nicht zwingend einen ursächlichen Zusammenhang, kann aber auf einen solchen starke statistische Hinweise geben. Die Stärke dieses statistischen Zusammenhangs zwischen 2 Faktoren, also z. B. der Inzidenz (lokale Häufigkeit) von Diabetes mellitus Typ I mit der Menge an konsumierter A1-Milch, wird mit einer mathematischen Größe ausgedrückt, die der Fachmann Korrelationskoeffizient r nennt. Diese Größe kann einen Wert zwischen 0 und 1 annehmen. 0 bedeutet, dass die Wahrscheinlichkeit für einen Zusammenhang sehr unwahrscheinlich ist, und ein Wert von 1 bedeutet, dass ein Zusammenhang sehr wahrscheinlich ist.

So ist dieser Korrelationskoeffizient r für den Zusammenhang zwischen Tod durch Herzkranzgefäßkrankheit (KHK) und dem Konsum von A1-Milch 0,92! Das heißt, hier ist die statistische Wahrscheinlichkeit für einen Zusammenhang zwischen beiden Faktoren sehr hoch.

Für den Zusammenhang zwischen der Häufigkeit von Diabetes mellitus Typ I und dem Konsum von A1-Milch ist dieser Korrelationskoeffizient r mit immer noch 0,76 ebenfalls sehr hoch.

Ein weiterer statistischer Wert, der betrachtet werden muss, ist das mathematische Quadrat R-Quadrat, welches als Bestimmtheitsmaß bezeichnet wird. Dieses Bestimmtheitsmaß R-Quadrat gibt die prozentuale Wahrscheinlichkeit an, dass ein Zusammenhang zwischen den beiden untersuchten Variablen und nicht mit anderen Faktoren besteht.

So ist das Bestimmtheitsmaß R-Quadrat für die Korrelation vom Konsum von A1-Milch mit der KHK 0,58 und für A1-Milch und Diabetes mellitus Typ I 0,85.

Die beiden Begriffe Korrelationskoeffizient und Bestimmtheitsmaß legen uns zunächst nur die Größe des Zusammenhangs dar, aber nicht, ob dieser Zusammenhang statistisch signifikant ist. Und schon wieder ein wichtiger Begriff zum Thema Statistik.

Für das eben dargestellte Bestimmtheitsmaß R-Quadrat des Zusammenhangs vom Konsum der A1-Milch mit KHK von 0,58 gilt eine sogenannte Irrtumswahrscheinlichkeit (genannt p) von 0,00001; das ist in der Statistik ein sensationeller Wert. Einen solchen p-Wert bezeichnet der Statistiker als hoch signifikant. Für den Zusammenhang des Konsums von A1-Milch mit der Häufigkeit des Auftretens von Diabetes mellitus Typ I ist diese Irrtumswahrscheinlichkeit p 0,001, und damit immer noch eine glaubhafte, nicht zufällige Verbindung.

Alle diese statistischen Begriffe beweisen aber immer noch nicht, dass ein ursächlicher, also kausaler Zusammenhang zwischen den beiden untersuchten Variablen besteht. Hier also zwischen der Menge an konsumierter A1-Milch und der lokalen Häufigkeit der beiden Erkrankungen KHK und Diabetes mellitus Typ I. Bei allerdings, wie oben dargestellt, sehr beeindruckenden statistischen Zahlen, wächst in der Gesamtschau die Wahrscheinlichkeit für einen ursächlichen Zusammenhang sehr stark an, auch wenn er nicht mit letzter Sicherheit bewiesen werden kann. Dementsprechend lautet hier das Fazit:

Die vorhandenen wissenschaftlichen Untersuchungen zeigen sehr starke Hinweise für einen Zusammenhang zwischen der Menge an konsumierter A1-Milch und der Häufigkeit des Auftretens bestimmter sehr schwerwiegender chronischer Erkrankungen. Übrigens, auf diese mühselige und sehr aufwendige Verfahrensweise wurden im Verlauf vieler Jahrzehnte Zusammenhänge nachgewiesen, die wir heute als selbstverständlich nehmen, wie z. B. die Asbestbelastung und äußerst schwere chronische Lungenerkrankungen, oder die Menge an Kaminruß, der die Kaminkehrer bei ihrer Arbeit früher ausgesetzt waren, und Hodenkrebs, oder auch der scheinbar heutzutage selbstverständliche Zusammenhang zwischen Rauchen und Lungenkrebs.

Was uns Epidemiologie verrät

Epidemiologie beschäftigt sich in der Medizin unter anderem mit der Häufigkeit des Auftretens von Risikofaktoren und Krankheiten im regionalen und internationalen Vergleich. Die WHO (Weltgesundheitsbehörde) interessiert sich zum Beispiel dafür, wie hoch die Kindersterblichkeit in Krisenregionen dieser Welt im Vergleich mit westlichen Wohlstandsländern ist. Und bemüht sich natürlich um Abhilfe, wo immer es geht. Das statistische Bundesamt in Wiesbaden bemüht sich in Zusammenarbeit mit dem Bundesministerium für Gesundheit, die Häufigkeit von Krankheiten und der medizinischen Versorgung in den deutschen Bundesländern miteinander zu vergleichen. Diese Ergebnisse können öffentlich zugänglich nachgelesen werden. Und dann wissen Sie zum Beispiel, dass es in Bayern eine weitgehend flächendeckende palliativmedizinische Versorgung für Krebspatienten im Endstadium ihrer Erkrankung gibt, dass es dagegen für die gleichen Patienten in Mecklenburg-Vorpommern eher zappenduster aussieht und hier dringlicher Handlungsbedarf besteht.

Für unser Thema interessieren uns die veröffentlichten Zahlen von Epidemiologen, die sich mit der Frage beschäftigen, wie häufig bestimmte Krankheiten in Ländern mit hohem Konsum von A1-Milch auftreten, im Vergleich mit Ländern, die tendenziell – wegen anderer in der Milchwirtschaft gehaltener Rinderrassen – wenig oder keine A1-Milch konsumieren, dafür aber vergleichsweise große Mengen an A2-Milch.

Aus diesen öffentlich zugänglichen epidemiologischen Arbeiten können wir einen starken Zusammenhang für die Menge an konsumierter A1-Milch und folgenden Krankheiten vermuten:

Diabetes mellitus Typ I
Herzkranzgefäßkrankheiten mit Tod durch KHK
Arteriosklerose (Risikofaktor für z. B. Herzinfarkt oder Schlaganfall)
Morbus Crohn und Colitis ulcerosa
Plötzlicher Kindstod
Krebswachstum
Multiple Sklerose
Morbus Parkinson
Autismus und Schizophrenie

Hinweise aus Studien zu BCM 7 und KHK

Studien weisen auf verschiedene Mechanismen und Stoffwechselwege hin, die die Entstehung von verengten Herzkranzgefäßen und die allgemeine Arteriosklerose fördern.

BCM ist beispielsweise ein überaus starkes Oxidans. Sie haben vermutlich in den letzten Jahren immer wieder von der Bedeutung der Zufuhr von Antioxidantien in der Nahrung gehört, um der Entwicklung verschiedener chronischer Krankheiten vorzubeugen. Der durch diverse Oxidantien in unserem Körper entstehende oxidative Stress mit allen nachteiligen gesundheitlichen Folgen muss durch körpereigene Schutzmechanismen, ergänzt durch aus der Nahrung stammende Antioxidantien, wieder ausgeglichen werden, um die Entstehung chronischer Krankheiten zu vermeiden und den Alterungsprozess langsamer zu gestalten. Unser Körper bemüht sich also, ein ausgewogenes Gleichgewicht zwischen die oxidative Belastung fördernden Faktoren und die oxidative Belastung reduzierenden Faktoren herzustellen. Ein gewisses Maß an Oxidation ist für das gesunde Funktionieren unseres Körpers notwendig. Schädlich ist, wie immer, nur ein Zuviel. Durch Umstellung von A1- auf A2-Milch kann die oxidative Belastung gesenkt werden. Und, das zeigen uns die epidemiologischen Studien, dass bereits durch diesen einzigen Schritt die Häufigkeit des Auftretens der Herzkranzgefäßkrankheit und der hierdurch bedingten tödlichen Herzinfarkte deutlich gesenkt werden kann. Ganz ohne Medikamente! Das wiederum gefällt natürlich »Big Pharma« nicht, die wollen ja ihre Medikamente in möglichst großer Anzahl an möglichst viele Leute verkaufen. Übrigens (für die an Details Interessierten): diese oxidative Wirkung von BCM 7 wird durch sogenannte Peroxidasen und Metall abhängige Prozesse vermittelt.

Zusätzlich entsteht bei der Verstoffwechselung von BCM 7 auch ein Tyrosylradikal. Radikal klingt schon gefährlich, ist es auch. Eine der Aminosäuren des BCM 7 ist Tyrosin, dieses wird durch komplexe biochemische Prozesse zum Tyrosylradikal, welches dann wieder die Fette im Blut oxidiert. Die Oxidation von Fetten ist ein gefürchteter Teil des Prozesses auf dem Weg zur allgemeinen Sklerose der Gefäße, insbesondere auch der Herzkranzgefäße. Ganz nebenbei: wer die oxidative Belastung seiner Blutfette wissen will, sollte sein oxidiertes LDL und sein MDA-LDL bestimmen lassen. Wenn diese Werte erhöht sind, in der Regel in Verbindung mit weiteren Risikofaktoren, besteht tatsächlich Handlungsbedarf.

Verstärkt wird übrigens die Neigung zum Überwiegen oxidativer Prozesse durch einen Vitamin-C-Mangel bei gleichzeitiger BCM 7-Belastung. Vitamin C ist ein wichtiger Faktor bezüglich unserer antioxidativen Kapazität.

BCM 7 und neurologische Störungen

Zur Erinnerung an einen bereits an früherer Stelle genannten medizinischen Sachverhalt: BCM 7 kann mühelos die Blut-Hirn-Schranke überwinden! Und dann über direkte oder indirekte Wirkungen und Prozesse zur Entstehung neurologischer Störungen beitragen.

Wie schon erwähnt, wird BCM 7 in Verbindung gebracht mit Störungen wie multipler Sklerose, Morbus Parkinson, Autismus und Schizophrenie, sowie bei den Kleinsten mit plötzlichem Kindstod. Bitte auch nochmals zur dringlichen Erinnerung, wie bereits zu Anfang in diesem Buch erwähnt: Krankheiten, insbesondere chronische, stellen in der Regel ein multifaktorielles Geschehen dar. BCM 7 stellt hier also ein Puzzleteil in Zusammenarbeit mit anderen an der Krankheitsentstehung mitwirkenden Faktoren dar! BCM 7 kann, in der Regel, ohne weitere krank machende Prozesse, diese Krankheiten nicht alleine auslösen!

Auch hier liefern wieder sehr viele Studien Hinweise für einen Zusammenhang, wie z. B. die Tatsache, dass im Urin autistischer Kinder Peptide von A1-Casein nachgewiesen werden können, nicht aber im Urin gesunder Kinder. Dass hier ein Zusammenhang zu vermuten ist, sollte auch sehr skeptischen Zeitgenossen einleuchten. Zusätzlich werden sogenannte c-fos-Immunreaktionen

(Details können unter diesem Begriff im öffentlich zugänglichen Netz von Interessierten nachgelesen werden) in den Hirnregionen aktiviert, welche bei Autismus und Schizophrenie speziell betroffen sind (Tipp: Fragen Sie mal Ihren Psychiater oder Psychotherapeuten nach diesen c-fos-Immunreaktionen!).

BCM 7 beeinflusst auch nachweislich, nach seinem ungehinderten Durchtritt durch die Blut-Hirn-Schranke, unseren Serotonin-Stoffwechsel an den Nervenzellen. Serotonin ist einer der wichtigsten Botenstoffe, deren Spiegel unter anderem unsere Stimmung beeinflussen. Deshalb verabreichen Psychiater bei depressiver Stimmung Medikamente, die den Serotoninspiegel im Gehirn erhöhen. Vielleicht profitieren Sie als Betroffener von der Vermeidung von A1-Milch und einem Wechsel auf A2-Milch. Ihr Stoffwechsel im Gehirn wird es Ihnen vermutlich danken.

Wichtig für Eltern von Kindern, deren Lern- und Entwicklungsverhalten nicht optimal und somit auffällig ist: BCM 7 verzögert die psychomotorische Entwicklung und hat erhebliche Nachteile bezüglich des Lernverhaltens. In Studien ist auch sehr gut belegt, dass es zu einer Verschlechterung der kognitiven Verarbeitungsprozesse, genauer gesagt der Prozessierungsgeschwindigkeit und Genauigkeit, kommt. Letzteres gilt auch für Erwachsene bei kognitiven Leistungseinbußen, einem möglichen Frühzeichen einer dementiellen Entwicklung, und nicht nur bei Kindern. Vielleich wäre es in Erwägung zu ziehen, anstatt das kindliche Gehirn, welches erst nach der Pubertät ausgewachsen und voll entwickelt ist, vorschnell mit pharmazeutischen Präparaten zu belasten, einfach die Zufuhr von BCM 7 zu beenden und auf A2-Milch umzuswitchen. Und abwarten, ob sich nicht bereits durch diese einfache Maßnahme Verbesserungen bezüglich der beklagten Störungen ergeben. Bei unbefriedigendem Verlauf können Medikamente immer noch später verabreicht werden. Meine Meinung, denken Sie mal drüber nach.

Opioide im Gehirn, und damit auch BCM 7, schädigen das angeborene Immunsystem, und machen anfällig für Infektionen. Durch die wissenschaftlichen Erkenntnisse der letzten Jahre wissen wir, dass jeder Normalbürger im Lauf seines Lebens unerwünscht häufig Erregern ausgesetzt ist, die auch nicht Halt vor seinem Gehirn machen. Und oft genug merken wir davon gar nichts. Diese Erreger beherrschen teilweise meisterlich die Kunst des Tarnens und Täuschens. Und leisten somit still und heimlich, manchmal je nach Erreger auch sehr offensichtlich, ihren Beitrag zur Entwicklung chronischer Krankheiten wie multipler Sklerose, Alzheimer Demenz, Schizophrenien und Depressionen. Leider ist der fachliche Durchdringungsgrad dieser zugegebenermaßen immer noch vergleichsweise neuen Erkenntnisse bei Psychiatern aktuell sehr gering. Und so wird bei diesen Störungsbildern erschreckend schnell mit Medikamenten behandelt, die den Gehirnstoffwechsel massiv beeinflussen, und eine gezielte Suche nach möglichen Erregern, die zur Entstehung dieser Krankheiten beitragen, unterlassen. Ebenso wird regelhaft keinerlei Entzündungsdiagnostik durchgeführt. Das muss leider so ganz nebenbei auch noch mal gesagt werden.

BCM 7 und Entzündungen

Wie im letzten Abschnitt schon angeklungen, und bei der Auflistung der krank machenden Faktoren bereits aufgelistet, tragen Entzündungsprozesse ganz entscheidend zur Entstehung zahlreicher nicht nur akuter, sondern vor allem chronischer Krankheiten bei. Entzündungen können wiederum durch viele komplett verschiedene Prozesse ausgelöst werden, wie natürlich Infektionen, aber auch durch oxidativen und nitrosativen Stress, durch Giftstoffe und Metalle, ebenso wie durch Allergene, ebenso wie durch chronischen und akuten Stress. Ein heutzutage häufiger Entzündungsauslöser sind unsere Nahrungsmittel. Was ich vertrage, kann bei Ihnen zu heftigen Entzündungen führen. Avocados sind erwiesenermaßen ein insgesamt sehr gesundes Nahrungsmittel. Dumm nur, dass ich ganz besonders heftig mit Entzündung auf dieses Nahrungsmittel reagiere. Das lässt sich wiederum mit sehr differenzierten Labormethoden nachweisen (z. B. Anstieg von TNF alpha bei Nahrungsmitteln, die Entzündung auslösen). Und niemand von uns weiß, was er bezüglich Entzündungen verträgt und was nicht (wir sprechen hier nicht von Allergien oder sonstigen Unverträglichkeiten!).

Aber von einem Nahrungsmittel wissen wir sicher, dass es einen entzündungsfördernden Einfluss in unserem

Körper ausübt. Sie ahnen es schon, es ist unser Übeltäter BCM 7.

Bei Zufuhr von BCM 7 werden Spezialisten unter unseren weißen Blutzellen, sogenannte Lymphozyten, aktiviert. Deren Aufgabe besteht darin, unter anderem, nach Fremdeiweiß Ausschau zu halten, und falls dieses in den Körper eingedrungen ist, dieses mittels Entzündungsreaktionen unschädlich zu machen. Beim Auslösen dieser Entzündungsreaktionen kommt es aber manchmal auch zu überschießenden Reaktionen, das heißt, unsere Lymphzellen übertreiben es hier ein bisschen bei der Abwehr von fremdem Material. Dass es hierbei auch mal zu Verwechslungen mit Strukturen des eigenen Körpers kommen kann, haben wir vorher schon zur Kenntnis genommen. Durch dieses »friendly fire« werden dann Autoimmunerkrankungen ausgelöst. Im Labor aus dem Blut Betroffener lassen sich dann Zeichen einer sogenannten TH2-Immunantwort feststellen. Hier kommt es also zu einer Verschiebung des Gleichgewichts hin zur Überproduktion von nicht benötigten Antikörpern. Aus verschiedenen hintereinandergeschalteten Signalstoffen (Signalkaskaden) lassen sich im Blut erhöhte Werte nachweisen als Ausdruck einer aktiven Entzündung. Beispielsweise ist das Interleukin 4 erhöht, ebenso wie MPO und MCP 12. Aus der Gruppe der überstark produzierten Antikörper kann man dann einen Anstieg des Immunglobulin E und G feststellen; von letzterem die Untergruppen IgG 1 und IgG 2.

Als Ausdruck von Entzündungsreaktionen am Darm wird die Darmwand von Leukozyten (weißen auf Abwehr spezialisierten Blutzellen) infiltriert, also quasi durchtränkt.

Nachweisbar ist auch die Aktivierung spezieller Rezeptoren auf unseren Zellen (Sie erinnern sich noch, das sind unsere Antennen auf der Zelloberfläche, an welche Signalstoffe andocken und spezifische Wirkungen auslösen?). Dies betrifft vor allem die sogenannten »toll-like-Rezeptoren«, konkret TLR 2 und TLR 4. Dockt BCM 7 an diese speziellen Antennen an, wird der Signalfluss in der Zelle beeinflusst, mit im Ergebnis einer Zunahme entzündungsfördernder Substanzen. Hierzu passend kommt es zu einem Anstieg der Boten-RNA (mRNA), welche durch ihre Aktivierung den Zusammenbau entzündungsfördernder Eiweiße stimuliert.

BCM 7 und neuronale Stammzellen

Stammzellen sind in unserem Körper die stille Reserve, wenn durch Schäden an unseren Organen Reparaturen notwendig sind. Diese Stammzellen sind quasi Schläfer, die durch biochemische Weckrufe, zum Beispiel bei entzündlichen Prozessen in unserem Nervensystem, aufgeweckt werden. Konkret bedeutet dies, dass beim Untergang von Zellen in unserem Gehirn, ganz entgegen früherer Meinung, neuronale Stammzellen ins geschädigte Gebiet einwandern, um sich dort in benötigte Nervenzellen vor Ort umzuwandeln, damit verloren gegangenes Gewebe ersetzen, und, im günstigsten Fall, hierdurch eine normale Funktion und Struktur wiederherstellen.

BCM 7 beeinträchtigt allerdings diesen Reparaturmechanismus. Es kommt zu einem Prozess, den Wissenschaftler als Abnahme von DNA-Methylierungsprozessen bezeichnen. Diese chemischen Gruppen, hier Methylgruppen, werden beispielsweise von Vitamin B 12 oder Folsäure auf Zielstrukturen in Nervenzellen übertragen, um deren ordnungsgemäße Funktion sicherzustellen.

Können diese Methylgruppen nicht einwandfrei übertragen werden, z. B. durch den Störenfried BCM 7, kommt es zu einer Veränderung der Aktivität in den Genen, also im Erbmaterial unserer neuronalen Stammzellen. Das kommt gar nicht gut! Das beeinträchtigt dann notwendige Reparaturprozesse.

Zusätzlich zur veränderten genetischen Aktivität kommt es auch zu einem Anstieg des Quotienten aus Glutathion (GSH) und Glutathion-S (GSSG) als Indikator für einen nachteiligen Einfluss auf Redoxprozesse. Mit der Folge, dass die schon zuvor genannten Sauerstoffradikale in unseren neuronalen Stammzellen Schaden anrichten können; im schlimmsten Fall führt die Verschiebung des Gleichgewichts hin zu oxidierenden Prozessen zur Zerstörung der betroffenen neuronalen Stammzellen. Damit sinkt die Fähigkeit unseres Körpers, bei Schäden am Nervensystem Reparaturen durchzuführen.

Durch BCM 7 sinkt auch die Produktion des so wichtigen Glutathions, weil eine von 3 essentiellen Komponenten, aus denen Glutathion aufgebaut ist, nur noch vermindert aufgenommen werden kann, nämlich unsere Aminosäure Cystein. Diese kann unser Körper nicht selber herstellen. Sie muss von außen zugeführt werden.

Bei Konsum von A2-Milch steigt im Blutplasma der Spiegel dieser Aminosäure an! Hier tritt also ein gegenteiliger, die Funktion unserer neuronalen Stammzellen unterstützender Effekt auf.

Durch Vermeidung von A1-Milch und Konsum von A2-Milch wird also eine gute und normale Funktion der für unser geschundenes Nervensystem so wichtigen neuronalen Stammzellen gefördert und begünstigt. Was wiederum die Reparaturkapazität in unserem Nerven-system in positiver Weise beeinflusst.

BCM 7 und Krebs

BCM 7 begünstigt die Entstehung von Entzündungen. Und diese Entzündungen begünstigen ihrerseits die Entstehung von Krebs. Entzündungsprozesse sind also ein wichtiges Puzzleteil auf dem Weg unserer Zellen, sich von normal funktionierenden Organzellen in bösartige Zellen zu transformieren. Die Entzündung begünstigt also die maligne Transformation. Treten andere Puzzleteile hinzu, stellt BCM 7 einen ungünstigen Einfluss für intakte Zellen dar.

BCM 7 begünstigt Krebswachstum unter anderem durch eine Aktivitätssteigerung eines Schlüsselenzyms der Zellzykluskontrolle, der Proteinkinase CK 2. Dieses Enzym entscheidet, neben anderen Mitspielern, also darüber, ob unsere Zellen sich normal teilen oder nicht. In diesem konkreten Fall ist der biochemische Vorgang etwas komplex. Die gesteigerte Aktivität dieser Proteinkinase CK 2 blockiert andere Mitregulationspartner, die sich Caspasen nennen. Die intakte Funktion dieser Caspasen gewährleistet die Durchführung des programmierten Zelltods. Ist eine Zelle zu alt, oder ist die Zelle kaputt, muss sie zerstört werden durch einen geordneten Abbau. An dieser geordneten Entsorgung wirken diese Caspasen mit. Wenn ihre Funktion nicht blockiert wird. Durch unseren Übeltäter BCM 7. Hier noch einmal die Reihenfolge des verhinderten Zelltods: BCM 7 steigert die Aktivität der Proteinkinase CK 2 → hierdurch werden Caspasen blockiert → hierdurch wird der programmierte Zelltod (für Interessierte: Apoptose) unterdrückt.

Zusätzlich kommt es durch diese durch die Kinase vermittelte Phosphorylierung, also die Übertragung einer Phosphatgruppe auf weitere Botenstoffe in der Zelle, zu einer Aktivierung spezifischer Signalwege (wer es genau wissen will: p53 und MAPK), welche mit der Begünstigung von Krebswachstum einhergeht.

Mit dem Ergebnis, dass die Zelle, anstatt programmiert zu sterben, weiterlebt. Endlos weiterlebt. Sie ist jetzt quasi unsterblich geworden und teilt sich endlos weiter, ohne Rücksicht auf Verluste. Diesen Prozess nennt man ganz banal Krebs! Und mittelfristig ist dieser Prozess ungeordneten Wachstums nicht mit dem Leben vereinbar.

Zum Thema BCM 7 und Begünstigung von Krebswachstum sei noch angemerkt, dass Milcheiweiß von Sportlern oft verwendet wird zum Muskelaufbau (man könnte auch Doping sagen), ebenso wie in der Tierhaltung als Masthilfe. Der wachstumsfördernde Einfluss von A1-Milch ist also schon relativ lange bekannt. Diese wachstumsfördernden Prozesse können aber, wie eben dargelegt, ganz schnell schiefgehen. Aus dem gewünschten Muskelwachstum kann dann ganz schnell das Wachstum eines nicht gewünschten Krebsleidens erfolgen. Davon sollte man also besser die Finger lassen.

Eine kurze Zusammenschau

Ich bin mit meinen Ausführungen am Schluss angekommen. Vielleicht haben meine Ausführungen Sie dazu angeregt, von A1- auf A2-Milch umzusteigen. Noch handelt es sich bei uns in Deutschland aktuell um eine Minderheit bei den Milch produzierenden Landwirtschaften, welche mit viel Mühe und Geld ihre Produktion auf Rassen mit Gabe von A2-Milch umgestellt haben. Und von unseren Behörden hierbei nicht unbedingt Unterstützung erleben. Leider! Aber zuletzt haben wir es als Verbraucher in der Hand, durch unsere Nachfrage und die Änderung unseres Konsumverhaltens hier Fakten zu schaffen. Was in Neuseeland gelungen ist, sollte auch in Deutschland gelingen.

Der Umstieg auf Verbrauch von A2-Milch könnte unter Umständen eine Ihrer gesündesten Entscheidungen im Hinblick auf Ihre Gesunderhaltung sein. Vom Potential, in unserem angeschlagenen Gesundheitssystem möglicherweise massiv Kosten zu sparen, gar nicht zu reden. Ganz abgesehen vom Leid, welches den Menschen hierdurch erspart werden könnte.

Haftungsausschluss

Ich habe den Inhalt dieses Büchleins mit großem Zeitaufwand und größter Sorgfalt erstellt. Ich kann aber natürlich keine Garantie für die Richtigkeit der Inhalte oder Gewähr übernehmen. Der Inhalt soll hier nicht mit medizinischer Hilfe oder Behandlung verwechselt werden, und ersetzt keinesfalls den Besuch bei einem Arzt im konkreten Krankheitsfall, oder auch beim Wunsch nach vorbeugenden Maßnahmen. Es wird keine juristische Verantwortung für etwaige Schäden übernommen, ebenso auch nicht für einen gewünschten Erfolg. Der Autor übernimmt somit keinerlei Haftung für ausbleibenden Erfolg oder eventuelle gesundheitliche Schäden des Lesers bei Anwendung der in diesem Buch dargestellten Inhalte.